BEI GRIN MACHT SICH IHR WISSEN BEZAHLT

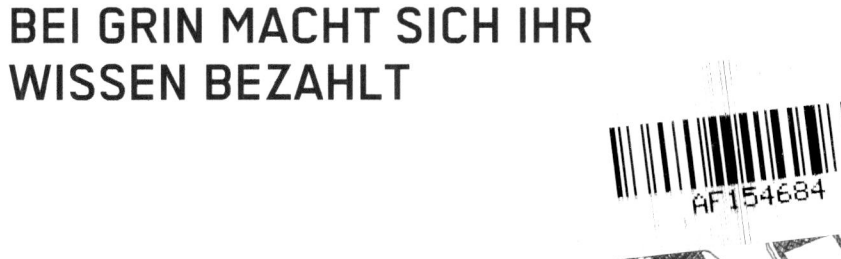

AF154684

- Wir veröffentlichen Ihre Hausarbeit, Bachelor- und Masterarbeit

- Ihr eigenes eBook und Buch - weltweit in allen wichtigen Shops

- Verdienen Sie an jedem Verkauf

Jetzt bei www.GRIN.com hochladen und kostenlos publizieren

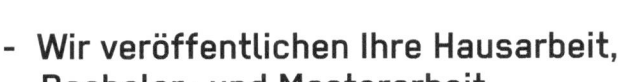

Bibliografische Information der Deutschen Nationalbibliothek:

Die Deutsche Bibliothek verzeichnet diese Publikation in der Deutschen National-
bibliografie; detaillierte bibliografische Daten sind im Internet über http://dnb.d-
nb.de/ abrufbar.

Impressum:

Copyright © 2007 GRIN Verlag, Open Publishing GmbH
Druck und Bindung: Books on Demand GmbH, Norderstedt Germany
ISBN: 978-3-656-90674-2

Dieses Buch bei GRIN:

http://www.grin.com/de/e-book/292725/methoden-zur-zielvereinbarung-im-kran-
kenhaus-interviewtypen-stichprobenbeschreibung

Thomas Lücht

Methoden zur Zielvereinbarung im Krankenhaus. Interviewtypen, Stichprobenbeschreibung und Ergebnisse der Leitungskräfte

GRIN Verlag

GRIN - Your knowledge has value

Der GRIN Verlag publiziert seit 1998 wissenschaftliche Arbeiten von Studenten, Hochschullehrern und anderen Akademikern als eBook und gedrucktes Buch. Die Verlagswebsite www.grin.com ist die ideale Plattform zur Veröffentlichung von Hausarbeiten, Abschlussarbeiten, wissenschaftlichen Aufsätzen, Dissertationen und Fachbüchern.

Besuchen Sie uns im Internet:

http://www.grin.com/

http://www.facebook.com/grincom

http://www.twitter.com/grin_com

Methoden zur Zielvereinbarung im Krankenhaus. Interviewtypen, Stichprobenbeschreibung und Ergebnisse der Leitungskräfte

Vorgelegt von:

Thomas Lücht

Inhalt

1. Methodenbeschreibung

Die Anwendung von Zielvereinbarungen im Krankenhaus ist ein bisher wenig erforschtes Gebiet, welches die Bearbeitung des Themenfeldes als eine besondere Herausforderung kennzeichnet. Zur Ermittlung der Daten im qualitativen Design haben sich die Methoden des problemzentrierten Interviews nach A. Witzel und das Experteninterview als die geeigneten Instrumente herausgestellt. Es wurden Abteilungs- und Teamleitungen einer Klinik und Experten aus unterschiedlichen Institutionen befragt.

1.1 Vorstellung der Forschungsfragen und Forschungsdesign

Die Arbeit konzentriert sich auf die Beantwortung folgender Forschungsfragen:

- *Welche Vorbereitungen müssen Krankenhäuser treffen, um ein Zielvereinbarungssystem auf Dauer erfolgreich implementieren zu können?*
- *Welche kritischen Einschätzungen geben Experten aus der Praxis über den praktischen Umgang mit einem Zielvereinbarungssystem?*
- *Sollte ein Zielvereinbarungssystem mit einem leistungsbezogenen Entgeltsystem verbunden werden?*

Forschungsdesign

In der vorliegenden Arbeit hat sich der Forscher für eine qualitative Vorgehensweise entschieden, um die vorangestellten Forschungsfragen beantworten zu können. Die erhobenen Daten müssen kontinuierlich analysiert und neue, erwobene Kenntnisse modifiziert werden. Die Auswahl der Stichprobe der Experten erfolgte nach bestimmten Kriterien. In Vorgesprächen wurden diese Kriterien bei den Experten abgefragt. Die Ergebnisse der Experteninterviews können zur Konzeptionalisierung eines Zielvereinbarungssystems in einem Krankenhaus herangezogen werden. Des Weiteren wird eine kritische Vorgehensweise aus der Sicht der Experten verfolgt.

1.2 Feldzugang

Bei der Auswahl der Einrichtung hat der Diplomand den Blick auf den Krankenhaussektor fokussiert. Der Feldzugang sollte ein mittelständiges Krankenhaus sein. Nach telefonischer Rücksprache mit dem Qualitätsmanagementbeauftragten erfolgte ein Kontakt per Mail, mit der Vorstellung des Themenbereiches. Es wurde von der Pflegedirektion ein Termin zu einem persönlichen Gespräch gewählt und in Rücksprache mit der Professorin der

Feldzugang fixiert. Das Krankenhaus möchte in Zukunft ein Zielvereinbarungssystem implementieren.

1.2.1 Gewinnung der Stichprobe der Leitungskräfte

Während einer Hospitationsphase, die einen Zeitraum von drei Arbeitstagen umfasste, wurden in Absprache mit einer Abteilungsleitung die Interviewpartner ausgewählt. Dabei wurde vom Diplomand zunächst eine Liste erstellt, um einen Überblick über die personelle Organisationsstruktur des Hauses zu bekommen. Nach Einwilligung und Rücksprache mit der Pflegedirektion, erfolgte die Auswahl der Interviewpartner. Die bei der Auswahl beteiligte Abteilungsleitung wurde nicht interviewt, um die Objektivität der Interviewpartner zu gewährleisten. Die Hälfte der Interviewpartner wurden vom Diplomanden persönlich kontaktiert, die anderen per Telefon. Bei allen Partizipanten wurde ein Interviewtermin am nächsten oder am darauffolgenden Tag vereinbart. Bei der Terminierung wurde darauf geachtet, einen für die Partizipanten zeitlich und strukturell günstigen Termin zu vereinbaren, um ein geeignetes Setting zu gewährleisten. Die Interviewpartner mussten das Kriterium der Leitung einer Abteilung oder eines Teams erfüllen und in der Praxiseinrichtung tätig sein. Dabei wurde eine gleichmäßige Verteilung von männlichen und weiblichen Probanden angestrebt.

1.2.2 Gewinnung der Stichprobe der Experten

Der Zugang zu den Experten hat sich auf unterschiedliche Art und Weise gestaltet und erfolgte nach dem Prinzip einer Gelegenheitsstichprobe. Die Auswahl erfolgte nach der Priorität Experte im Bereich der Zielvereinbarungen im Gesundheitswesen zu sein und wenn möglich, praktische Erfahrungen im Krankenhaussektor zu haben. Die Experten sollen eine leitende Funktion und verschiedene Perspektiven auf das Zielvereinbarungssystem nachweisen können.

Ein Zugang zu einem Experteninterview hat sich aus einem persönlichen Arbeitsverhältnis ergeben. Nach telefonischer Rücksprache und kurzer Erklärung zum Vorhaben, wurde ein Termin für ein Interview vereinbart. Ein weiterer Kontakt zu einem Experten hat sich nach Recherche im Internet und anschließender telefonischer Kontaktaufnahme ergeben. Ein Partizipant konnte in einem persönlichen Gespräch im Anschluss einer Informationsveranstaltung zum Thema „Implementierung eines Zielvereinbarungssystems im Krankenhaus" gewonnen werden. Auf Empfehlung eines Unternehmensberaters wurde ein Experte rekrutiert, der nach Aussagen des Beraters, wie sich später auch bestätigte, ein

umfassendes theoretisches Wissen und praktische Erfahrungen mit Zielvereinbarungen hat. Nach Vorstellung der Thematik im sozialen Umfeld des Forschers ergab sich ein weiterer, wertvoller Zugang zu einem Experten.

1.3 Problemzentriertes Interview nach Witzel

Zielvereinbarungssysteme in Krankenhäusern sind ein bislang relativ unerforschtes Gebiet. Die nichtstandardisierte Technik des narrativen Interviews hat sich bei wenig bis gar nicht erforschten Fragestellungen bewährt und bietet eine erste Orientierung (vgl. Bortz/Döring, 2005, S. 317). Die Interviews mit den Leitungskräften wurden nach Witzel geführt, die anderen Interviews nach Witzel im Rahmen von Experteninterviews (siehe 1.4).

Die Daten sollen durch das problemzentrierte Interview nach Andreas Witzel erhoben werden. Die Problemzentrierung ist der Ausgangspunkt der Forschung und wurde vom Forscher aus einer gesellschaftlichen Problemstellung formuliert (vgl. Witzel, 1989, S. 230). Das Zielvereinbarungssystem stellt für die Krankenhäuser in Zukunft eine große Herausforderung da und ist Ausgangslage der Diplomarbeit. Die Implementierung ist für viele Mitarbeiter ein Problem, welches weitreichende Folgen hat. Witzel beschreibt zur Vorgehensweise eine kritische Auseinandersetzung mit dem Themenbereich und die Einbeziehung von Experten. Das bisherige Wissen des Forschers soll zu dem Thema offengelegt und systematisiert werden (vgl. ebd.). Vor diesem Hintergrund erfolgte eine ausführliche thematische Auseinandersetzung mittels der Auswertung der Fach und Forschungsliteratur. Ein Brainstorming und das Erstellen eines Mindmap legte das bisherige Wissen offen und trugen zur ersten Systematisierung bei. Die Interviews wurden so angelegt, dass die Problemsicht des Forschers nicht die des Befragten überdeckt bzw. beeinflusst.

Witzel hat im Rahmen des Qualitativen Forschungsansatzes Instrumente entwickelt. Die Instrumente Gesprächsleitfaden, Tonbandgeräteaufzeichnung und die Postkommunikationsbeschreibung finden in der vorliegenden Arbeit Anwendung und werden im folgenden Abschnitt näher beschrieben (vgl. ebd., S. 236).

a.) Gesprächsleitfaden

Der Leitfaden hat die Aufgabe das Hintergrundwissen des Forschers thematisch zu organisieren. Er soll ihm als Orientierungshilfe und Gedächtnisstütze während des Gespräches dienen (vgl. ebd.). Meuser und Nagel empfehlen eine Gesprächsführung, die leitfadenorientiert ist, um das thematische Interesse des Forschers und dem Expertenstatus

gerecht zu werden. Daraus ergibt sich zusätzlich der Vorteil, dass der Experte vermittelt bekommt, dass der Interviewer mit der Thematik vertraut ist. Der Leitfaden gibt eine Orientierung vor und verhindert ein Abweichen außerhalb des Forschungsinteresses (vgl. Meuser/Nagel, 1991, S. 441ff.).

Der Leitfaden lässt spontane Fragen zu, die sich aus der Interviewsituation ergeben und geben den Beteiligten ausreichend Spielraum (vgl. Bortz/Döring, 2005, S. 315). Die vorformulierte Initialfrage soll den Partizipanten zum freien Gespräch auffordern und den Gesprächseinstieg erleichtern. Die Folgefragen werden in den Gesprächsablauf eingebaut, damit alle relevanten Aspekte erfasst werden. Auf den Einsatz eines Kurzfragebogens zur Ermittlung der Sozialdaten wurde verzichtet. Die Daten wie berufliche Qualifikation, Geschlecht etc. wurden im Vorfeld ermittelt, um im nachhinein die Stichprobe beschreiben zu können.

Die Initialfrage der Experteninterviews lautet: **Sie beschäftigen sich schon seit längerem mit dem Thema Zielvereinbarungen / Zielvereinbarungsgespräche und haben bereits praktische Erfahrungen gesammelt.**

Welche Erfahrungen haben Sie bis jetzt mit dem System der Zielvereinbarungen in der Praxis gemacht?

Die Initialfrage soll dem Partizipanten vermitteln, Experte in einem abgesteckten Themenbereich zu sein. Sie ist sehr allgemein formuliert, um dem Interviewten Möglichkeit zu geben, das zu erzählen, was ihm wichtig erscheint (siehe Anhang H, I, J).

b.) Tonbandaufzeichnung der Interviews

Witzel beschreibt den Vorteil, dass der vollständige Gesprächszusammenhang und somit die Rolle des Interviewers und des Partizipanten erfasst werden. Der Interviewer bekommt die Chance, sich voll auf das Gespräch zu konzentrieren und zudem die Möglichkeit, nonverbale Signale zu beobachten (vgl. Witzel, 1989, S. 237). Das im Einverständnis des Interviewten genutzte Tonbandgerät dient der authentischen und präzisen Erfassung des Kommunikationsprozesses. Das Gespräch soll zeitnah, unter Einhaltung der Transkriptionsregeln, (siehe Anhang F) transkribiert werden, um eine optimalere Vergleichbarkeit zwischen den Interviews zu gewährleisten.

c.) Postskriptum

Die Postkommunikationsbeschreibung, abgekürzt Postskriptum, soll direkt nach jedem Interview erstellt werden (vgl. ebd., S. 238). Es enthält eine Skizze zu den

Gesprächsinhalten, Anmerkungen zu den vorher situationsbezogenen und nonverbalen Aspekten und Schwerpunktsetzungen des Interviewpartners. Konkret wird die Interviewsituation festgehalten d.h. der Ort, Hintergrundgeräusche, Störungen etc. und es wird das Verhalten der interviewten Person, sowie des Interviewers beschrieben. Das Postskriptum bietet die Möglichkeit, relevante Kommunikationsinhalte nach Beendigung des Interviews festzuhalten. Weiterhin sollen spontane thematische Auffälligkeiten und Interpretationsideen notiert werden, die für die Auswertung Anregungen geben können. Postskripte können auch genutzt werden, um Kriterien für eine inhaltlich begründete Auswahl von Einzelfallanalysen zu erstellen (siehe Anhang G).

1.4 Methodisches Vorgehen der Experteninterviews

Im Folgenden soll näher auf die Perspektive der Experteninterviews eingegangen werden. Zur Rekrutierung der Daten wurde die Methode „Experteninterview" gewählt. Bortz und Döring verstehen unter dem Begriff Experteninterview den *„Sammelbegriff für offene oder teilstandardisierte Befragungen von Experten zu einem vorgegebenen Bereich oder Thema."* (Bortz/Döring, 2005, S. 314) Zielvereinbarungen und Zielvereinbarungsgespräche im Krankenhaus waren das vom Forscher vorgegebene Themenfeld, woran die Rekrutierung sich orientierte. In der Forschungspraxis werden Experteninterviews laut Müller-Mundt als eine häufig angewendete wirksame Methode beschrieben, um Wissensbestände zu explorieren und zu rekonstruieren (vgl. Müller-Mundt, 2002, S. 269). Es war Ziel, bisherige Wissensbestände im Hinblick auf die praktischen Erfahrungen der Krankenhäuser mit Zielvereinbarungen, stellvertretend durch einen Experten der Institution, zu erfassen.

Meuser und Nagel gehören zu den bedeutsamen Autoren in Bezug auf die Experteninterviews. Nach ihrer Meinung werden Experteninterviews in unterschiedlichen Forschungsfeldern als selbständiges Instrument oder in Kombination mit anderen Methoden eingesetzt (vgl. Meuser/Nagel, 1991, S. 441). Zu den klassischen Anwendungsgebieten der Experteninterviews wird auch der Bereich der Gesundheits- und Pflegeforschung genannt (vgl. Müller-Mundt, 2002, S. 269). Neben den Experteninterviews erfolgten in Kombination Interviews mit den Abteilungs- und Teamleitungen, um einen Vergleich darzustellen. Die Experten sollten sich bereits theoretisch und praktisch mit der Thematik auseinandergesetzt haben. Meuser und Nagel definieren Experten als Personen, die selbst Teil des Handlungsfeldes sind, jedoch nach dem jeweiligen Forschungsinteresse rekrutiert werden. Personen die Verantwortung für die

Implementierung eines Systems tragen, werden als Experten angesprochen (vgl. Meuser/Nagel, 1991, S. 441ff.). Besonders in Bezug auf die Einschätzung und Bewertung zur Implementierung neuer Systeme im Gesundheitssektor, wie beispielsweise das Zielvereinbarungssystem im Krankenhaus, eignen sich Experteninterviews. Die Erfassung *„des impliziten Wissens der Experten"* steht im Vordergrund (Müller-Mundt, 2002, S. 271). Die Methode der Zielvereinbarungen ist für den Dienstleistungssektor ein neues System, deren praktisches Erfahrungswissen bisher wenig publiziert wurde.

Im Experteninterview soll das Wissen über die Implementierung der Zielvereinbarungen im Krankenhaus und die Erfahrungen abgefragt werden, welches sich aus dem Tätigkeitsfeld, den Aufgaben und der Verantwortung der Partizipanten ergibt. Es soll die nicht individuelle Entscheidung der Experten, sondern vielmehr der Organisation bzw. der Institution wiedergespiegelt werden. Die Ergebnisse sollen zur Bestimmung des Sachverhaltes beitragen und nicht die Gültigkeit theoretischer Grundsätze prüfen. Die Experten arbeiten häufig in zweiter oder dritter Ebene, da auf diesem Sektor Entscheidungen intensiv vorbereitet werden (vgl. Meuser/Nagel, 1991, S. 441ff.).

1.5 Pretest

Der Pretest (Vorstudie) oder auch Instrumententest genannt, soll die Funktionsfähigkeit der Instrumente und den Untersuchungsablauf prüfen. Ziel ist die Sicherstellung eines reibungslosen Ablaufes der Untersuchung (vgl. Bortz/Döring, 2005, S. 359f.). Das erste Interview mit der Leitungskraft und das erste Experteninterview hatte die Funktion, die Instrumente zu testen. Der Pretest erfolgte somit zeitnah und diente dazu mögliche Fehlerquellen aufzudecken. Eine Modifikation der Instrumente nach den geführten Interviews war nur bedingt erforderlich und die Ergebnisse konnten zu 100% mit die Auswertung genommen werden.

1.6 Datenauswertung

Nach der Darstellung der Interviewmethodik werden in den folgenden zwei Unterpunkten die Datenauswertung der Interviews mit den Leitungskräften und die der Experteninterviews näher beschrieben.

1.6.1 Interview mit den Leitungskräften

Zur Auswertung der Interviews mit den Team- und Abteilungsleitungen wurden aus den Fragen und deren Antworten Kategorien gebildet. Zur besseren Lesbarkeit und zu größeren Gewährleistung der Anonymität wurde immer die männliche Form verwendet. Essentielle

Informationen und Ergebnisse wurden in Form eines Gesprächsprotokolls stichpunktartig festgehalten. Daraufhin wurde sehr zeitnah ein Gedächtnisprotokoll erstellt. Die beiden Protokolle wurden in Form eines Gesamtprotokolls zusammengefasst und mit Zeilennummern versehen.

Während der Diplomarbeit wurde es dem Diplomanden ermöglicht, an einem Gespräch zwischen einer Unternehmensberatung und dem Direktorium einer Klinik teilzunehmen. Im Gespräch wurde das System der Zielvereinbarungen im Krankenhaus von zwei Unternehmensberatern vorgestellt. Des Weiteren nahm der Diplomand an einer Schulung für Führungskräfte teil, wo das strukturierte Mitarbeitergespräch von einer Referentin vorgetragen wurde. Mehrere Gespräche mit dem Pflegedirektor, die Teilnahme an Schulungen und Vorträge haben maßgeblich dazu beigetragen, dass Thema Zielvereinbarungen im Krankenhaus umfassend bearbeiten zu können.

1.6.2 Interview mit den Experten

Nach vollständiger Transkription der Experteninterviews, unter Einhaltung der Transkriptionsregeln, wurden unterschiedliche Kategorien identifiziert. Die Formulierung der Kategorien erfolgte nach einer intensiven Auseinandersetzung mit dem Datenmaterial und soll die Ergebnisse thematisch gliedern. Die Kategorien orientieren sich an den Fragestellungen der Interviewleitfäden. Die relevanten Gesprächsinhalte wurden einer bzw. zwei Kategorien zugeordnet. Interessante Querverbindungen und Problembereiche zwischen den Interviewpartnern wurden herausgearbeitet und festgehalten.

In einem weiteren Schritt, der den Rahmen der Diplomarbeit überschreiten würde, ließe sich aus diesen und weiteren Ergebnissen ein allgemeingültiges Konzept für ein Krankenhaus entwickeln, das anstrebt ein Zielvereinbarungssystem zu implementieren. Dieses Konzept müsste individuell überarbeitet und angepasst werden.

1.7 Gütekriterien und ethische Überlegungen

Inwieweit die vorliegende Diplomarbeit der Reliabilität entspricht, kann anhand der Frage erläutert werden, ob die interviewten Personen die Ergebnisse als ihre Eigenen erkennen würden. Um dieses Kriterium zu überprüfen, werden zwei unterschiedliche Methoden vorgegeben. Zum Einen müsste der Forscher zurück ins Feld gehen und die Ergebnisse von den Befragten bestätigen lassen. Eine weitere Möglichkeit stellt die Bitte an eine

unabhängige Person dar, die Transkripte zu lesen und ein Kategoriensystem zu identifizieren. Dieses würde dann mit dem Vorliegenden abgeglichen und diskutiert werden, um evtl. Ungenauigkeiten und Erweiterungen festzustellen (vgl. Burnard, 1991, S. 461f.).

Um Anonymität zu gewähren, können die Transkripte nicht an Dritte weitergeben werden. Der zeitlich festgelegte Rahmen der Diplomarbeit hat es dem Diplomanden nicht ermöglicht, die Ergebnisse von den Befragten bestätigen zu lassen. Die Auswertung der Interviews erfolgte nah am Text, unter Verwendung der von den Befragten benutzten Wörtern. Es wurde immer die männliche Form verwendet, um neben der verbesserten Lesbarkeit die Anonymität zu verdichten.

Den Partizipanten wurde die vertrauliche Behandlung der Daten zugesichert, um die Anonymität zu gewährleisten. Die Teilnahme am Interview beruhte auf Freiwilligkeit und die interviewten Personen hatten jederzeit die Möglichkeit, das Interview abzubrechen und Gesprächsinhalte komplett oder teilweise von der Auswertung auszuschließen. Vor Beginn des Interviews wurde dazu eine schriftliche Einverständniserklärung vom Partizipanten und vom Interviewer unterschrieben (siehe Anhang K, L). Den Experten wurde zudem zugesichert, eine Zusammenfassung der Ergebnisse nach Abschluss der Diplomarbeit zu erhalten.

Ob sich die Ergebnisse der Diplomarbeit außerhalb der Studie verwenden lassen, muss geprüft werden. In diesem Zusammenhang ist festzuhalten, dass die Stichprobe der Experten als klein anzusehen ist und daher die Ergebnisse eher als Grundlagenforschung zu weiteren Studien hinzugezogen werden kann. Die Ergebnisse geben erste Verbesserungsvorschläge für die Praxis und dienen nicht als alleinige Grundlage zur Erstellung eines Konzeptes. Die Ergebnisse beziehen sich hauptsächlich auf den Krankenhausbereich und lassen sich nur bedingt auf andere Gesundheitseinrichtungen, wie beispielsweise Pflegeheime übertragen.

Die Interviews wurden einzeln, unter Ausschluss dritter Personen, in der Einrichtung des Interviewpartners geführt. Inwiefern die Interviewsituation Einfluss auf die Antworten hatte, wurde nicht untersucht. Die Interviewleitfäden könnten für weitere Interviews mit Leitungskräften und Experten verwendet werden und würden zu vergleichbaren Ergebnissen führen. Durch die Anwendung von Transkribitionsregeln wurden die Daten vereinheitlicht, um eine Erhöhung der Reliabilität zu erreichen. Die Auswertung der Interviews erfolgte nach einem einheitlichen Verfahren zur Sicherung der Vergleichbarkeit. Die Interviews wurden mit einer Initialfrage begonnen, um möglichst

objektiv zu sein. Die durch die leitfadengestützte Gesprächsführung sollte die Datenobjektivität erhöht und eine bessere Vergleichbarkeit gewährleistet werden. Des Weiteren wurden Postskripte angefertigt, um Details der sozialen Situation zu sichern und den Verlust von Daten zu minimieren. Es sollten Umstände aufgezeigt werden, die eine positive oder negative Wirkung auf die Gesprächssituation hatten. Eine völlige Objektivität ist bei einem qualitativen Forschungsansatz nie gegeben. Gründe sind zum Beispiel Empfindungen wie Sympathie, Antipathie und Vertauen zwischen den Parteien.

Triangulation

Abschließend lässt sich festhalten, dass in dieser Diplomarbeit eine Triangulation der Methoden Anwendung fand, die eine umfassende und vernünftige Strategie der Theoriebildung darstellen kann (vgl. Flick, 1999, S. 249). Durch die Anwendung eines Interviewleitfadens in unterschiedlicher Ausführung und eines Postskriptums, ist eine Triangulation der Daten und Methoden gewährleistet. Es wurden Daten von Leitungskräften einer Klinik und Daten von Experten, die in unterschiedlichen Institutionen arbeiten erfasst, um sie in Beziehung zu stellen.

2. Stichprobenbeschreibung und Ergebnisse der Leitungskräfte

Im Folgenden werden die zwei Stichproben beschrieben und mit einer Tabelle ergänzt. Zusammenfassend soll die Motivation der Pflegedirektion der Klinik dargestellt werden, die plant, ein Zielvereinbarungssystem einzuführen. Danach folgt der erste Teil der Ergebnisdarstellung mit den Daten aus den Interviews mit den Leitungskräften.

2.1 Stichprobenbeschreibung

Das nachstehende Sample soll zunächst einen Überblick der gesamten Stichprobe (n=9) geben. Neben der Stichprobenbeschreibung der Leitungskräften und der Experten hat das Sample zudem eine ergänzende Funktion.

Code	Qualifikation	Tätigkeitsfeld
KN1	Teamleiter einer Station	Pflegerische Station
KN2	Abteilungsleiter	Krankenhaus
KN3	Teamleiter einer Station	Pflegerische Station
KN4	Teamleiter einer Station	Pflegerische Station
E1	u.a. Projektleiter	Personalabteilung, Krankenhaus
E2	Abteilungsleiter	Medizintechnik, Industrieunternehmen
E3	Geschäftsführer	Unternehmensberatungsgesellschaft
E4	Stell. Pflegedienstleiter	Krankenhaus
E5	Psychologe	Unternehmensberatungsgesellschaft

Sample- Stichprobe im Überblick (eigene Darstellung)

2.1.1 Stichprobenbeschreibung der Leitungskräfte

Insgesamt wurden vier Interviews (KN1-KN4) im Rahmen der Hospitationsphase in der Praxiseinrichtung geführt. Von den Partizipanten waren drei weiblich und einer männlich, im Alter von 41 bis 47 Jahren, in einem durchschnittlichen Alter von 44,5 Jahren.

Zur beruflichen Qualifikation sei zu sagen, dass alle drei als Teamleitung einer Station und ein Interviewpartner als Abteilungsleiter in der Pflege, arbeitet. Die Interviewpartner haben Berufserfahrungen in ihrer Position von zwei bis 18 Jahren, mit einer durchschnittlichen Zeit von sieben Jahren. Alle Interviewpartner haben ein Examen in der Krankenpflege und mehrjährige Berufserfahrungen im stationären Arbeitsalltag.

Die Interviews fanden an zwei aufeinanderfolgenden Tagen in einem Zeitrahmen von jeweils 20 bis 25 Minuten in ruhiger und ungestörter Atmosphäre statt.

2.1.2 Stichprobenbeschreibung der Experten

Insgesamt wurden fünf Experten (E1-E5) im Zeitraum vom 27.03.2007 bis 20.04.2007 zum Thema „Zielvereinbarungen im Krankenhaus" interviewt. Die Experteninterviews umfassten einen zeitlichen Rahmen von ca. 30 bis 90 Minuten. Sie wurden alle in ruhiger Atmosphäre, unter Ausschluss dritter Personen in der Institution des Interviewpartners geführt. Von den Experten waren drei männlich und zwei weiblich im Alter von 33 bis 51 Jahren. Alle Interviewpartner sind berufstätig und haben mehrere Jahre Berufserfahrung. Ein Experte ist Projektleiter des Gremiums zur Implementierung eines Zielvereinbarungssystems im Krankenhaus. Der Projektleiter arbeitet in der Personalabteilung und beschäftigt sich im Rahmen seiner Tätigkeit intensiv mit Zielvereinbarungen im Krankenhaus.

Ein weiterer Experte arbeitet seit 1½ Jahren als Abteilungsleiter bei einem Industrieunternehmen in der Medizintechnik und konnte bereits viele praktische Erfahrungen mit dem System der Zielvereinbarungen, sowohl aus der Perspektive des Mitarbeiters und die der Führungskraft, aufweisen.

Zwei Experten sind als Unternehmensberater tätig und haben sich auf den Krankenhausbereich spezialisiert. Sie werden zurzeit häufig als externe Berater von Krankenhäusern gebucht, um bei der Implementierung unterstützend tätig zu werden.

Ein weiterer Experte arbeitet als stellvertretender Pflegedienstleiter in einem Krankenhaus der Regelversorgung und beschäftigt sich bereits seit ca. fünf Jahren mit der Thematik. Das Krankenhaus hat eine Projektgruppe gegründet und strebt eine flächendeckende Einführung im Jahre 2007 an.

2.2 Motivation der Pflegedirektion

Die Pflegedirektion der Klinik in der die Leitungen befragt wurden, hat großes Interesse ein Zielvereinbarungssystem in ihrem Krankenhaus in Zukunft zu implementieren. Die Bedeutsamkeit der Zielverfolgung wird u.a. am Interesse der Diplomarbeit, der Teilnahme an Informationsveranstaltungen und an der Beauftragung externer Berater deutlich. Die Beweggründe wurden während der Hospitationsphase und in Beratungsgesprächen deutlich. Zusätzlich bekam ein Mitarbeiter der Führungsebene vom Diplomanden die Aufgabe, Motive stichpunktartig zu skizzieren, die im folgenden Abschnitt eingeflossen sind.

Die Praxiseinrichtung möchte mit der Implementierung das Führungsverhalten unter der Berücksichtigung der Unternehmenskultur optimieren und den Dialog zwischen den

Mitarbeitern und den Führungskräften verbessern. Es soll auf der Grundlage eines kooperativen Führungsstils basieren, der bereits seit mehreren Jahren verfolgt wird. Langfristig sollen Zielvereinbarungsgespräche hierarchieübergreifend stattfinden, nachdem sie vorerst auf der Ebene der pflegerischen Leitungen eingegrenzt werden. Das System der Zielvereinbarungen wird als ein zukunftsorientiertes Führungsinstrument gesehen, welches sich an Ergebnissen orientiert. Eine aufgeschlossene Haltung der Mitarbeitervertretung der Organisation ist gegeben. Das Zielvereinbarungssystem bietet eine hohe Anreizwirkung, wobei hier auch der monetäre Anreiz in Verbindung mit einer Zielerreichung genannt wird. Es wird eine Verbesserung der Leistung von Gruppen und einzelnen Mitarbeitern erwartet, welches die Wirtschaftlichkeit positiv beeinflussen soll. Das System soll Informationen über die Schwächen und Stärken der einzelnen Mitarbeiter geben, um entsprechende Maßnahmen daraus ableiten zu können. Explizit wird das Ableiten von spezifischen Entwicklungsmaßnahmen genannt, z.B. die Modifikation der Organisationsstrukturen oder Fortbildungen zu bestimmten Themen, um einerseits Arbeitsabläufe zu optimieren und Defizite auszugleichen. Demnach wird eine Kombination von Zielvereinbarungen mit Personalbeurteilung angedacht.

Das System soll im Rahmen des Qualitätsmanagements eingebettet sein und die angestrebte Zertifizierung unterstützen. Dem Führen mit Zielen wird außerdem eine Kontrollwirkung zugesprochen und soll insgesamt zu mehr Disziplin in Bezug auf die Zielerreichung bewirken. Mitarbeiter und Führungskräfte sollen eine Begründung abgeben können, warum Ziele nicht erreicht werden konnten. Es soll die Möglichkeit gegeben werden, Ziele fachübergreifend abzugleichen. In der Organisation wird zwischen Unternehmenszielen, Mitarbeiterzielen und persönlichen Zielen unterschieden. Die Überarbeitung der Leitlinien wird in naher Zukunft angestrebt.

Leitlinien des Krankenhauses

Innerhalb eines Leitbildprozesses wurde 1998 von ca. 35 Mitarbeitern aus allen Berufsgruppen Grundsätze erarbeitet, die einen Einblick in die Unternehmenskultur geben. Sie haben sich unter anderem dem Thema Führung gewidmet und folgenden Grundsatz formuliert: *„Es ist uns wichtig, dass in unserem Krankenhaus von allen Führungskräften ein kooperativer Führungsstil praktiziert wird, der geprägt ist von gegenseitigem Vertrauen, Motivation und leistungsbezogener Beteiligung der MitarbeiterInnen."*[1] Vor

---

[1] Die Quelle ist zur Wahrung der Anonymität beim Verfasser hinterlegt und nicht im Literaturverzeichnis vermerkt.

neun Jahren wurde mit diesem Grundsatz, der heute immer noch Geltung hat, ein kooperativer Führungsstil festgelegt, der Grundlage eines gut funktionierenden Zielvereinbarungssystems ist. Im vierten Abschnitt heißt es unter der Überschrift Führung, dass über Ziele, Aufgaben und Erwartungen an die Arbeitsleistungen regelmäßig z.B. jährlich bzw. zeitnah bei Auftreten von Missverständnissen und Konflikten Gespräche zwischen Führungskraft und Mitarbeiter stattfinden sollen. Es soll die Eigenverantwortlichkeit der Mitarbeiter fordern und fördern. Fakt ist, dass in der Praxiseinrichtung diese Form von Kommunikation unregelmäßig stattfindet. Die Implementierung eines Zielvereinbarungssystems, welches auch als System einer regelmäßigen Kommunikation verstanden wird, muss erfolgen, um diesem Grundsatz gerecht zu werden.

2.3 Ergebnisdarstellung der Interviews mit den Leitungskräften

Im Folgenden werden die Ergebnisse in den Kategorien Erfahrungen mit Zielvereinbarungen, Umgang mit Zielen des Unternehmens, Befürchtungen zum Zielvereinbarungssystem, Identifikation mit den Abteilungs- und Unternehmenszielen und Beispiele für Zielformulierungen aus der Pflegepraxis beschrieben.

2.3.1 Erfahrungen mit Zielvereinbarungen

Drei der vier Interviewpartner gaben an, unterschiedliche Erfahrungen mit Zielvereinbarungen gemacht zu haben. Das Thema wurde bei einem Partizipanten bereits während der Fachweiterbildung aufgegriffen, jedoch nie in die Praxis umgesetzt. Es wird die Erfahrung genannt, dass Ziele mit der Pflegedirektion vereinbart wurden, jedoch nicht schriftlich festgehalten, sondern mündlich vereinbart wurden: *„Es fanden Gespräche statt, wo über Ziele gesprochen wurde."* (KN1, Z. 3-5) Bei den Interviews wurde auch genannt, dass es keine zeitlichen Vorgaben gab, bis wann die Ziele erreicht werden müssen. Das System wird von einem Partizipanten als Form von Delegation aus höherer Leitungsebene beschrieben und es werden Erfahrungen mit Zielvorgaben genannt: *„Vorgaben vom Direktor sind da."* (KN4, Z. 6)

2.3.2 Umgang mit Zielen des Unternehmens

Ziele werden zusammen im Team besprochen und auch in Protokollen festgehalten. Eine Überprüfung über den Grad der Zielerreichung in einem Feedbackgespräch findet nicht statt. Insgesamt beschreibt ein Partizipant den Trend im Unternehmen Informationen schriftlich festzuhalten. Es gibt Ziele des Unternehmens die geradlinig verfolgt werden:

14

„*Das Ziel der Zertifizierung wird konsequent von allen verfolgt.*" (KN1, Z. 9-10) Es erfolgt auch eine „*Kontrolle*" (KN1, Z. 12) der Umsetzung der Ziele. Ein Partizipant beschreibt den häufigen Wechsel der Pflegedienstleitung als Grund dafür, dass Ziele in der Vergangenheit „*oft im Sande verlaufen sind. Ziele wurden nicht konsequent verfolgt.*" (KN3, Z. 9-10) Rund 75% der Interviewpartner gaben an, Ziele vorgegeben zu bekommen, die umgesetzt werden müssen.

2.3.3 Befürchtungen zum Zielvereinbarungssystem

Bei 50% der Interviewpartner wird genannt, dass sie die Befürchtung haben, dass die Ziele zu hoch gesteckt werden und damit eine Zielerreichung von 100% unrealistisch sein wird. Es wird zudem die Befürchtung ausgesprochen, dass es schwer sein wird, die „*Ziele richtig zu formulieren*" und die Sorge davor, „*dass man sich verzettelt.*" (KN1 Z. 15-16+17) Ein Partizipant formuliert sehr klar die Befürchtung des Systems der Zielvereinbarungen auf die Praxis bezogen: „*Es entsteht Druck von oben, die Ziele erreichen zu müssen und es besteht die Herausforderung Druck auf andere auszuüben.*" (KN2, Z. 10-13) Die Leitungen sehen sich teilweise überfordert, wenn sie Ziele identifizieren und formulieren sollen.

Eine Teamleitung äußert die Befürchtung der fehlenden Motivation bei der Umsetzung der Ziele beim Pflegefachpersonal: „*Zu groß ist die Kluft zwischen Theorie und Praxis.*" (KN3, Z. 21) Um Ziele praxistauglich zu gestalten, kommt der Vorschlag, Ziele aufzusplitten und Zwischenziele zu bilden, die realistisch in Bezug auf die Zielerreichung sind. Ein Partizipant äußert in Bezug auf leistungsorientierte Bezahlung die Umsetzung des Systems als „*Drohung. Wenn es ums das liebe Geld geht?!*" (KN4, Z. 12-13) Eine Leitungskraft beschreibt die Belohnung der Zielerreichung als positiv und grundlegend für die konsequente Umsetzung des Systems.

2.3.4 Identifikation mit den Abteilungs- und Unternehmenszielen

Eine Identifikation zu 100% mit den Zielen des Unternehmens und der jeweiligen Abteilung konnte nicht festgestellt werden. Es wird in 75% der Interviews genannt, die Ziele im „Hinterkopf" zu haben und deren Umsetzung zu verfolgen: „*Detailliert kenne ich die Ziele nicht!*" (KN3, Z. 23) oder an anderer Stelle: „*mir sind keine Abteilungsziele bekannt.*" (KN4, Z. 17) Es wird genannt, dass es verschiedene Projekte zu unterschiedlichen Themen gibt, wo Ziele gradlinig verfolgt werden. Ein Partizipant gibt an, eine Arbeitsplatzbeschreibung zu haben, welche auch die Ziele seiner Arbeit beschreiben.

2.3.5 Beispiele für Zielformulierungen aus der Pflegepraxis

Alle Interviewpartner waren in der Lage, Ziele für ihren Bereich zu nennen, welche sie mit ihrem Team erreichen möchten. Teilweise geht es um die praktische Umsetzung neuer Konzepte, wie. z.B. eines neuen Dokumentationssystems, mit dem Ziel, dass die Konzepte dann auch konsequent umgesetzt werden. Die aufgeführten Ziele beschäftigen sich in über 50% der Fälle mit der Änderung der Arbeitsorganisation der Pflegefachkräfte auf den Stationen. Es wird vorgeschlagen, die Arbeitszeiten mit dem Team einer Station nach Durchführung einer Arbeitsanalyse flexibler zu vereinbaren. Hier könnten die Vorstellungen der Teammitglieder eingebracht werden und zusammen mit der Teamleitung unter Berücksichtung der strukturellen und gesetzlichen Vorgaben formuliert werden. An anderer Stelle wird das Ziel: *„Dienstzeiten ändern auf die 5 Tage Woche."* genannt (KN4, Z. 21) und die Patientenzufriedenheit als Ziel zu verfolgen.

Hier wurde schon ein klares Ziel formuliert: *„Wir wollen auch weiterhin, dass sich wenig Patienten über die pflegerische Versorgung beschwerden."* (KN3, Z. 27-29) Es werden übergeordnete Ziele wie Wirtschaftlichkeit, Mitarbeiterzufriedenheit und ein gutes Arbeitsklima genannt. Die Interviews zeigen auf, dass sich alle Partizipanten mit Zielen beschäftigen, die Handlungsbedarf in einer Neu- bzw. Umstrukturierung der Pflege beinhalten: *„Ja und das wir die Bereichspflege weiter umsetzten und das Pflegekonzept Primary Nursing weiter verfolgen."* (KN2, Z. 23-24)

2.3.6 Bewertende Zusammenfassung

Die Ergebnisse der Interviews mit den Leitungskräften haben gezeigt, dass allen Beteiligten unverständlich war, was ein Zielvereinbarungssystem explizit ist. Allgemein wurden Befürchtungen gegenüber dem „Neuen System" ausgesprochen, die sich aus der mangelnden Auseinandersetzung mit der Thematik begründen lassen.

Die Abgrenzung zwischen Formulierung von Zielen und sich daraus ergebenden Aufgaben und Maßnahmen war den Partizipanten unklar. Es werden Ziele bzw. Maßnahmen von der Direktion formuliert, die verfolgt werden müssen. Die Teamleitungen der Stationen haben begrenzt Möglichkeiten Ziele auszusprechen, die verfolgt werden sollen. Die aktuellen Unternehmensziele sind den Leitungen wenig transparent.

3. Anhang

F   Regeln zur Transkription

Die Transkriptionsregeln orientieren sich teilweise an Mergenthaler 1992.

- Vollständig und wörtlich transkribieren.
- Der Gesprächsinhalt steht im Vordergrund, Interjektionen wie z.B. ach, äh, ähm, etc. werden nicht transkribiert.
- Übliche Verwendung der Satzzeichen .,;?! um den Originalredefluss zu rekonstruieren.
- Verwendung von Abkürzungen z.B. ZV oder ZVG.
- Dialekteinfärbungen werden in hochsprachlicher Form transkribiert.
- Werden Wörter nicht verstanden, werden sie durch Punkte ersetzt. Die Anzahl der Punkte entspricht ungefähr der Anzahl der Wörter.
- Sprechpausen und Unterbrechungen werden mit einem – gekennzeichnet. Bei längeren Unterbrechungen wird der Grund in Klammern beschrieben.
- Situationsbeschreibungen stehen in Klammern, z.B. (Interviewer lacht), wenn sie zum inhaltlichen Verständnis beitragen.
- Interviewer werden mit I. abgekürzt, die Interviewpartner mit einem zugeordneten Code, der sich aus Zahlen und Buchstaben zusammensetzt.
- Die Fragen sind kursiv dargestellt.
- Das gesamte Dokument wird zeilennummeriert.
- Format des Word-Dokumentes: Hochformat, oben 2,5cm, unten 2cm, links und rechts 2cm Seitenrand, Schrift Times New Roman, Schriftgröße 12
- Textauslassungen werden durch [...] gekennzeichnet.

G   Muster Postskriptum

Datum:	Dauer:	Kennnummer:

Interviewsituation (Ort, Hintergrundgeräusche, anwesende Personen, Störungen, …)

_____

_____

_____

_____

_____

Interviewte Person (non verbale Gesten, persönlicher Schwerpunkt, nervös, gelassen, ängstlich, ablehnend, Grad der Einschränkung …)

_____

_____

_____

_____

Interviewer (nervös, gelassen, ängstlich, ablehnend, …)

_____

_____

_____

_____

Interviewer (persönliche, spontane thematische Auffälligkeiten und Interpretationsideen)

_____

_____

_____

_____

Relevante Kommunikationsinhalte nach Beendigung des Interviews

_____

_____

_____

_____

_____

_____

Sonstiges

_____

_____

_____

_____

H   Interviewleitfaden für die Leitungskräfte

A. Vor dem Interview eine kurze Erklärung über das Thema geben!

„In einem Zielvereinbarungsgespräch vereinbaren Führungskräfte mit ihren Mitarbeitern Ziele. Nach dem aktuellen TVöD können die ZV mit einem Leistungsentgelt gekoppelt werden. Die neuen AVR sollen dieses Jahr noch erscheinen und werden diese Innovation aufnehmen"

B. Freiwilligkeit!! Einverständniserklärung unterschreiben lassen!
Gesprächsprotokoll, Gedächtnisprotokoll erklären!

C. Eckdaten notieren/ abfragen: (Qualifikation, Berufsjahre in der Position, Geschlecht, Alter)

D. Interview Abteilungsleistungen/Teamleitungen

1. Welche Erfahrungen haben Sie bis jetzt mit dem „Führen durch Zielvereinbarungen" gemacht?

2. Wie wird zurzeit in Ihrem Unternehmen mit Zielen umgegangen?

3. Welche Befürchtungen haben Sie bei der Einführung von Zielvereinbarungen?

4. Inwieweit sind Sie mit den Unternehmens- und Abteilungszielen vertraut?

5. Welche Ziele würden Sie für Ihren Bereich formulieren?
(evtl. 3 Beispiele aus der Praxis nennen)

→ Noch offene Fragen des Interviewten?

E. Für das Gespräch und die bereitgestellte Zeit bedanken!

F. Gedächtnisprotokoll erstellen

I   Checkliste zur Durchführung des Experteninterviews

Vorstellung

- Begrüßung

  Hallo, mein Name ist...

- Zweck des Interviews

  Ich studiere Pflegewissenschaft an der Fachhochschule Osnabrück im achten Fachsemester und schreibe zurzeit meine Diplomarbeit zum Thema: Zielvereinbarungen im Krankenhaus. Ich habe im ersten Teil meiner Arbeit das Thema theoretisch ausgearbeitet und möchte im zweiten Teil in die Praxis gehen. Durch Experteninterviews möchte ich herausfinden, was aus der Sicht der Praxis bei der Implementierung beachtet werden muss.

Rahmenbedingungen

- Freiwilligkeit

  Selbstverständlich ist die Teilnahme freiwillig. Falls Sie während des Gespräches abbrechen möchten ist auch dies möglich. Ich werde alle Gesprächsinhalte vertraulich behandeln. Hier ist noch die Einwilligungserklärung zu dem Gespräch (-> Einwilligungserklärung geben und unterschreiben lassen. Falls die Person nicht unterschreiben möchte, mündlich nachfragen, ob Sie teilnehmen möchte, Falls die Antwort NEIN ist, Gespräch höflich beenden. Falls die Antwort JA ist, mündliche Einwilligung auf dem Tonband aufnehmen. *Tonbandgerät anstellen*)

- Anonymität

  Es werden alle gesammelten Daten anonym behandelt und mit einem Pseudonym versehen, so dass ein Rückschluss auf Ihre Person ausgeschlossen ist.

- Tonbandaufnahme → Transkription

  Damit ich nichts vergesse, lassen ich dieses Tonband mitlaufen. Es dient auch der späteren Transkription des Gespräches.

- Notizen → Punkte zum Nachhaken

  Hin und wieder werde ich auch mitschreiben. Dies dient mir als Hilfe, um evtl. noch mal auf einen Punkt genauer einzugehen und nachzuhaken falls mir etwas unklar ist. Es sollte Sie nicht verunsichern.

- Dauer

  Voraussichtlich wird das Gespräch 1 Stunde dauern.

- Fragen?

  Haben Sie noch Fragen? Ansonsten möchte ich gerne anfangen!

▶ GERÄT ANSTELLEN

J   Initialfrage und Folgefragen des Experteninterviews

Sie beschäftigen sich schon seit längerem mit dem Thema Zielvereinbarungen/ Zielvereinbarungsgespräche und haben bereits praktische Erfahrungen gesammelt.

Welche Erfahrungen haben Sie bis jetzt mit dem System der Zielvereinbarungen in der Praxis gemacht?

Theoretisches Wissen
- Seit wann beschäftigen Sie sich mit dem Thema?
- Woher kommt ihre Motivation, sich mit dem Thema auseinander zu setzen?

Rahmenbedingungen
- Welche Voraussetzungen müssen ihrer Meinung nach geschaffen werden, um Zielvereinbarungsgespräche in einem Krankenhaus einführen zu können?
- In welchen Abständen sollten Termine für Zielvereinbarungsgespräche festgelegt werden und wie viele Ziele sollten vereinbart werden?
- Über welche Qualifikation sollte die Person verfügen, die die Gespräche leitet?
- Welchen Zeitraum sollte ein Krankenhaus zur Vorbereitung einplanen?
- Welche Ressourcen müssen zu Verfügung gestellt werden?

Chancen und Grenzen
- Wo sehen Sie die größten Problemstellungen bei der Umsetzung von Zielvereinbarungsgesprächen? Welche Gefahren?
- Welche Alternativen gibt es zum System der Zielvereinbarungen?
- Welche Vorteile hat das System?

Organisation der Implementierung
- Wie würden Sie bei einer Implementierung von Zielvereinbarungsgesprächen vorgehen?
- Auf welchen Ebenen sollten Zielvereinbarungsgespräche geführt werden?
- Wie viel Zeit muss für ein Zielvereinbarungsgespräch eingeplant werden?

Leistungsbezogene Vergütung
- Ist es sinnvoll, ein leistungsbezogenes Entgelt in Verbindung mit Zielvereinbarungen in der Pflege zu implementieren?
- Kann Pflege leistungsbezogen vergütet werden? An welchen Kriterien lässt sich Leistung in der Pflege definieren?
- Wie viel Prozent der Vergütung sollte variable gestaltet werden?
- Welche gesetzlichen Vorgaben gelten für das Krankenhaus?

K   Einverständniserklärung mit Tonband

Einverständniserklärung

„Zielvereinbarungen im Krankenhaus"

Hiermit erkläre ich mich einverstanden, ein Interview mit dem Diplomanden Herrn Lücht im Rahmen seiner Diplomarbeit zu führen.

Folgende Punkte werden mir zugesichert:

Ich habe vor dem Interview eine kurze Information über den Sinn und Zweck der Untersuchung erhalten.

Das Gespräch wird auf Tonband aufgezeichnet. Der Tonträger wird gegen Dritte unzugänglich aufbewahrt und nach der Transkription vernichtet.

Der Diplomand wird die Ergebnisse des Interviews schriftlich verfassen und die Quelle mit einem Pseudonym versehen.

Meine Daten werden nicht gespeichert. Eine Auswertung erfolgt anonymisiert, d. h. ohne Namen, Vornamen und Geburtsdatum.

Ich habe jederzeit und ohne Angabe von Gründen die Möglichkeit die weitere Mitarbeit zu beenden, ohne das mir daraus irgendein Nachteil entsteht.

Schriftliche Einwilligung des Interviewpartners:

Ort und Datum:

....

Unterschrift
....

Ort und Datum:

....

Unterschrift Interviewer:

....

22

L   Einverständniserklärung ohne Tonband

Einverständniserklärung

Kennnummer: [   ]

„Zielvereinbarungen im Krankenhaus"

Hiermit erkläre ich mich damit einverstanden, ein Interview mit dem Diplomanden Herrn Lücht im Rahmen seiner Diplomarbeit zu führen.

Folgende Punkte werden mir zugesichert:

Ich habe vor dem Interview eine kurze Information über den Sinn und Zweck der Untersuchung erhalten.

Während des Interviews wird Herr Lücht Notizen machen und anschließend ein Gedächtnisprotokoll erstellen, welches für Dritte unzugänglich aufbewahrt wird.

Meine Daten werden nicht gespeichert. Eine Auswertung erfolgt anonymisiert, d. h. ohne Namen, Vornamen und Geburtsdatum.

Ich habe jederzeit und ohne Angabe von Gründen die Möglichkeit, die weitere Mitarbeit zu beenden, ohne das mir daraus irgendein Nachteil entsteht.

Schriftliche Einwilligung des Interviewpartners:

Ort und Datum:

…………………………………….

Unterschrift

…………………………………….

Ort und Datum:

…………………………………….

Unterschrift Interviewer:

…………………………………….

4. Literaturverzeichnis (inklusive weiterführender Literatur)

Antoni, C.; Giardini, A.: Probleme und Strategien bei der Implementierung von Zielsystemen für Gruppen. In: **Bungard, W., Kohnke, O. Hrsg. (2002):** Zielvereinbarungen erfolgreich umsetzen. Konzepte, Ideen und Praxisbeispiele auf Gruppen- und Organisationsebene. 2., erweiterte Auflage, Wiesbaden, Gabler Verlag, S. 199-220

Bardens, R.: Zielvereinbarungsgespräche als Führungsinstrument. In: **Bundesvereinigung der deutschen Arbeitgeberverbände, Köln Hrsg. (März 1998):** Leistung und Lohn. Bergisch Gladbach, Heider Verlag, Nr. 315/316

Bergmann, G.; Kolb, M.: Führen mit Zielen - Die (Ohn)-Macht des Geldes. In: **Schwaab, M.-O.; Bergmann, G.; Gairing, F.; Kolb, M. Hrsg. (2002):** Führen mit Zielen. Konzepte - Erfahrungen - Erfolgsfaktoren. 2. Auflage, Wiesbaden, Gabler Verlag, S. 45-68

Bernhard, L.; Walsh, M. (1997): Leiten und Führen in der Pflege. Leadership. The Key to the Professionalization of Nursing. St. Louis, Berlin, Wiesbaden, Ullstein Mosby

Bortz, J.; Döring, N. (2005): Forschungsmethoden und Evaluation für Human- und Sozialwissenschaftler. 3., überarbeitete Auflage, Heidelberg, Springer Medizin Verlag

Breisig, T. (2000): Handbücher für die Unternehmens Praxis. Entlohnen und Führen mit Zielvereinbarungen. Orientierungs- und Gestaltungshilfen für Betriebs- und Personalräte sowie für Personalverantwortliche. 2., überarbeitete und erweiterte Auflage, Frankfurt am Main, Bund – Verlag

Breisig, T. (2005): Personalbeurteilung, Mitarbeitergespräche und Zielvereinbarungen regeln und gestalten. Aktuelle Empfehlungen aus über 70 Beurteilungsverfahren. 3. Auflage, Frankfurt am Main

Burnard, P.: A method of analysing interviews transcripts in qualitative research. In: **Thomson Scientific Hrsg. (1991):** Nurse Education Today, Jahrgang 11, Elsevier, S. 461-466

Dreidoppel, J.; Lücke, W.: Zielvereinbarungen im Rahmen wertorientierter Führung. In: **Jetter, F., Skrotzki, R. Hrsg. (2000):** Handbuch Zielvereinbarungsgespräche. Konzeption, Durchführung, Gestaltungsmöglichkeiten, mit Praxisbeispielen und Handlungsanleitungen. Stuttgart, Schäffer-Poeschel Verlag, S. 112-127

Duhm, R.; Kempf, R.: Die Einführung von Zielvereinbarungsgesprächen in der öffentlichen Verwaltung am Beispiel der Stadt- und Landesverwaltung Bremen. In: **Jetter, F., Skrotzki, R. Hrsg. (2000):** Handbuch Zielvereinbarungsgespräche. Konzeption, Durchführung, Gestaltungsmöglichkeiten, mit Praxisbeispielen und Handlungsanleitungen. Stuttgart, Schäffer-Poeschel Verlag, S. 88-103

Femppel, K.; Böhm, H.: **Ziele und variable Vergütung in einem dynamischen Umfeld. Grenzen, Alternativen, Praxisbeispiele. In:** Deutsche Gesellschaft für Personalführung e.V. Hrsg. (2007): **PraxisEdition. Band 84. Bielefeld, Bertelsmann Verlag**

Flick, U. (1999): Qualitative Forschung. 4. Auflage, Reinbek bei Hamburg, Rowohlt Taschenbuch Verlag

Fornalski, R.; Decker, F.: Zielsystem zur teamorientierten Zielerreichung als Unterstützungssystem teilautonomer Gruppenarbeit. In: **Bungard, W.; Kohnke, O. Hrsg. (2002):** Zielvereinbarungen erfolgreich umsetzen. Konzepte, Ideen und Praxisbeispiele auf Gruppen- und Organisationsebene. 2., erweiterte Auflage, Wiesbaden, Gabler Verlag, S. 301-314

Gebert, D.: Führung im MbO-Prozeß. In: **Kieser, A.; Reber, G.; Wunderer, R. Hrsg. (1995):** Handwörterbuch der Führung. Stuttgart, Poeschel, S. 426-436

Grimm, D.; Windeln, N. (2006): Zielvereinbarungen. Heidelberger Musterverträge Heft 124. Frankfurt am Main, Verlag Recht und Wirtschaft

Götz, R.: Zielvereinbarungen im gewerblichen Bereich bei der BMW AG, Werk 2. In: **Bungard, W.; Kohnke, O. Hrsg. (2002):** Zielvereinbarungen erfolgreich umsetzen. Konzepte, Ideen und Praxisbeispiele auf Gruppen- und Organisationsebene. 2., erweiterte Auflage, Wiesbaden, Gabler Verlag, S. 315-328

Götz, K.: (Ver-)Führen mit Zielen!? In: **Schwaab, M.-O.; Bergmann, G.; Gairing, F.; Kolb, M. Hrsg. (2002):** Führen mit Zielen. Konzepte - Erfahrungen - Erfolgsfaktoren. 2. Auflage, Wiesbaden, Gabler Verlag, S.117-131

Hlawaty, P.: Zielvereinbarungen - Eine Herausforderung für betriebliche Interessenvertretungen und Gewerkschaften. In: **Jetter, F.; Skrotzki, R. Hrsg. (2000):** Handbuch Zielvereinbarungsgespräche. Konzeption, Durchführung, Gestaltungsmöglichkeiten, mit Praxisbeispielen und Handlungsanleitungen. Stuttgart, Schäffer-Poeschel Verlag, S. 139-154

Verlagsgruppe Handelsblatt GmbH Hrsg. (1988): Management by xObjectives. Nr. 119, 24.06.1988, S. 3. In: www.wiso-net.de (Download am 16.04.2007)

Hecht, C.; Gröschl-Bahr, G. (01/2007): Leistungsbezogene Entgeltbestandteile und leistungsbezogene Regelungen im TVöD und TV-L. Information des Fachbereichs 3 Gesundheit, Soziale Dienste, Wohlfahrt und Kirchen. Berlin, Vereinte Dienstleistungsgesellschaft ver.di-Bundesverwaltung, S. 1-23

Hentze, J.; Graf, A.; Kammel, A.; Lindert, K. (2005): Personalführungslehre, Grundlagen, Funktionen und Modelle der Führung, 4., neu bearbeitete Auflage, Bern, Stuttgart, Wien, Haupt Verlag

Janning, M. (03/2005): Geben und Nehmen. In: kma – Das Magazin für Gesundheitswirtschaft, Heft 105, S. 86-88

Jetter, F.: Zielvereinbarungsgespräche als Führungs- und Kommunikationsinstrument im Personalwesen und der Unternehmensleitung – über die dritte Evolutionsstufe einer Managementmethode. In: **Jetter, F.; Skrotzki, R. Hrsg. (2000):** Handbuch Zielvereinbarungsgespräche. Konzeption, Durchführung, Gestaltungsmöglichkeiten,

mit Praxisbeispielen und Handlungsanleitungen. Stuttgart, Schäffer-Poeschel Verlag, S. 3-33

Karnicnik, E., Bischoff, J.: Die Zielvereinbarung ist Basis für unternehmerisches Handeln. In: **Jetter, F.; Skrotzki, R. Hrsg. (2000):** Handbuch Zielvereinbarungsgespräche. Konzeption, Durchführung, Gestaltungsmöglichkeiten, mit Praxisbeispielen und Handlungsanleitungen. Stuttgart, Schäffer-Poeschel Verlag, S. 104-110

Kiefer, B.; Knebel, H. (2004): Taschenbuch Personalbeurteilung. Feedback in Organisationen. 11. Auflage, Heidelberg, Verlag Recht und Wirtschaft

Kohnke, O.; Reimann, C.: Zielvereinbarungen mit teilautonomen Gruppen – Rahmenbedingungen für die erfolgreiche Umsetzung. In: **Bungard, W.; Kohnke, O. Hrsg. (2002):** Zielvereinbarungen erfolgreich umsetzen. Konzepte, Ideen und Praxisbeispiele auf Gruppen- und Organisationsebene, 2., erweiterte Auflage, Wiesbaden, Gabler Verlag, S. 135-166

Kunz, G. (2003): Führen durch Zielvereinbarungen. Im Change-Management Mitarbeiter erfolgreich motivieren. Ziel – Gespräch – Planung. München, C. H. Beck Wirtschaftsverlag

Leuzinger, A.; Luterbacher, T. (1994): Mitarbeiterführung im Krankenhaus. 2., vollständig überarbeitete Auflage, Bern, Göttingen, Toronto, Seattle, Verlag Hans Huber

Locke, E.; Latham, G. (1984): Goal Setting – a motivational technique that works! Englewood Cliffs, New Jersey, General Book Marketing

Lurse, K.; Stockhausen, A. (2001): Manager und Mitarbeiter brauchen Ziele. Führen mit Zielvereinbarungen und variable Vergütung. Neuwied, Kriftel, H. Leuchterhand Verlag

Lücke, W.; Gutbrod, E.: Zielvereinbarungen - Ein wesentliches Element werteorientierter Unternehmensführung bei Daimler Chrysler. In: **Bungard, W.;**

Kohnke, O. Hrsg. (2002): Zielvereinbarungen erfolgreich umsetzen. Konzepte, Ideen und Praxisbeispiele auf Gruppen- und Organisationsebene. 2., erweiterte Auflage, Wiesbaden, Gabler Verlag, S. 387-410

Meuser, M., Nagel, U.: Experteninterview – vielfach erprobt, wenig bedacht. In: **Garz, D.; Kraimer, K. Hrsg. (1991):** Qualitative Sozialforschung: Konzepte, Methoden, Analysen. Opladen, Westdt. Verlag, S. 441-471

Mergenthaler, E. (1992): Die Transkription von Gesprächen. Eine Zusammenstellung von Regeln mit einem Beispieltranskript. 3., neu überarbeitete Auflage, Ulm, Ulmer Textband

Müller-Mundt, G.: Experteninterviews oder die Kunst der Entlockung „funktionaler Erzählungen". In: **Schaeffer, D.; Müller-Mundt, G. Hrsg. (2002):** Qualitative Gesundheits- und Pflegeforschung, Bern, Hans Huber Verlag, S. 269-305

Müller, R.; Brenner, D. (2006): Mitarbeiter – Beurteilungen und Zielvereinbarungen. Von der Planung über die Durchführung bis zur Ausführung. Landsberg am Lech, Süddeutscher Verlag

p.i.a – Projektgesellschaft Innovatives Arbeiten in caritativen Unternehmen Hrsg. (2007): Ein neuer Weg zur anforderungs- und leistungsorientierten Vergütung in der Caritas. In: http://www.pia-projekt.de (Download vom autorisierten Benutzer am 06.03.2007)

Pietruschka, S.: Psychologische Grundlagen für eine Führung mit Zielvereinbarungsgesprächen. In: **Jetter, F.; Skrotzki, R. Hrsg. (2000):** Handbuch Zielvereinbarungsgespräche. Konzeption, Durchführung, Gestaltungsmöglichkeiten, mit Praxisbeispielen und Handlungsanleitungen. Stuttgart, Schäffer-Poeschel Verlag, S. 38-48

Prohaska, Y. von (01/2004): Zielvereinbarungen: Warum das System so häufig nicht funktioniert. In: Personal Zeitschrift für Human Ressource Management, 56. Jahrgang, Heft 01/2004, S. 32-34

Saul, S.: Führen durch Kommunikation. Gespräche mit Mitarbeiterinnen und Mitarbeitern. 3. Auflage, Weinheim, Basel, Beltz Verlag

Schwaab, M.-O.: Anwendungsfehler des Führens mit Zielen. In: **Schwaab, M.-O.; Bergmann, G.; Gairing, F.; Kolb, M. Hrsg. (2002):** Führen mit Zielen. Konzepte, Erfahrungen, Erfolgsfaktoren. 2. Auflage, Wiesbaden, Gabler Verlag, S. 23- 44

Stroebe R.: **Führungsstile. Management by Objectives by und situatives Führen. In:** Bienert, W.; Crisand, E. Hrsg. (1999): **Arbeitshefte Führungspsychologie. Band 3, 6. Auflage, Heidelberg, Sauer-Verlag**

Stroebe, A.; Stroebe, R.: Motivation durch Zielvereinbarungen, Engagement in der Arbeit, Erfolg in der Umsetzung. In: **Crisand, E. Hrsg. (2003):** Arbeitshefte Führungspsychologie, Band 56, Heidelberg, Sauer-Verlag

Thiex-Kreye, M. (08/2006): Abhängig vom Erfolg. Abschluss und Controlling von Zielvereinbarungen mit Führungskräften im Krankenhaus. In: krankenhaus Umschau. Heft 08/2006, S. 692-695

Tondorf, K.: **Tarifliche Leistungsentgelte – Chance oder Bürde? In:** Bogumil, J. et al. Hrsg. (2007): **Modernisierung des öffentlichen Sektors. Band 29, Berlin, edition sigma**

Weidlich, U. (1998): Mitarbeiterbeurteilung in der Pflege, Systematisch bewerten Zeugnisse erstellen. München, Wien, Baltimore, Urban & Schwarzenberg

Witzel, A.: Das problemzentrierte Interview. In: **Jüttemann, G. Hrsg. (1989):** Qualitative Forschung in der Psychologie. Grundfragen, Verfahrensweisen, Anwendungsfelder. Heidelberg, Asanger, S. 227-256

Mehr zu diesem Thema finden Sie in „Zielvereinbarungen im Krankenhaus. Überlegungen zur konzeptionellen Umsetzung" von Thomas Lücht. ISBN: 978-3-638-01500-4
http://www.grin.com/de/e-book/88068/

BEI GRIN MACHT SICH IHR WISSEN BEZAHLT

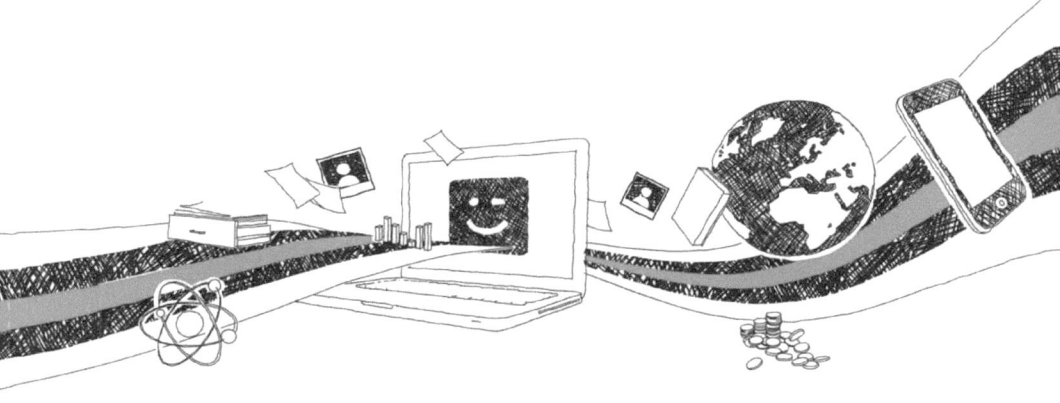

- Wir veröffentlichen Ihre Hausarbeit,
  Bachelor- und Masterarbeit

- Ihr eigenes eBook und Buch -
  weltweit in allen wichtigen Shops

- Verdienen Sie an jedem Verkauf

Jetzt bei www.GRIN.com hochladen
und kostenlos publizieren

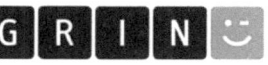